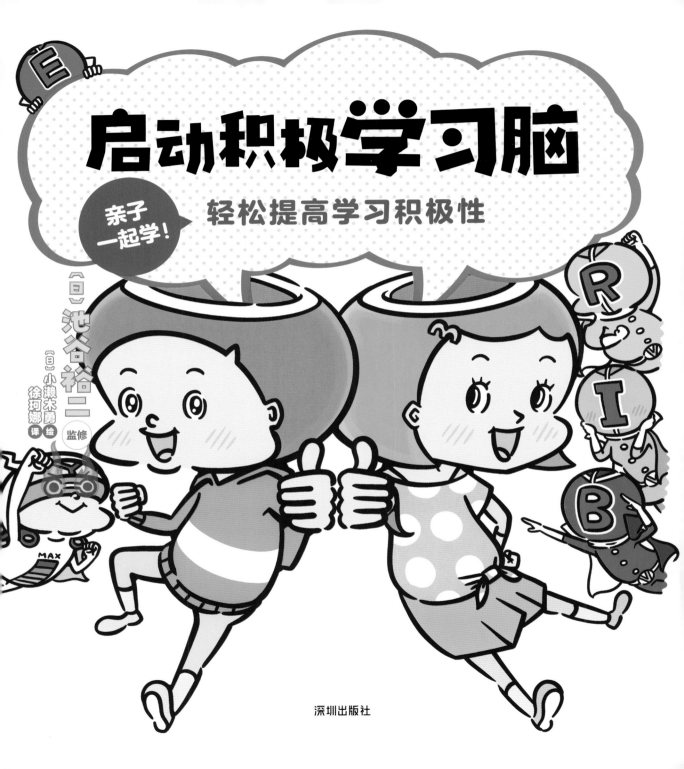

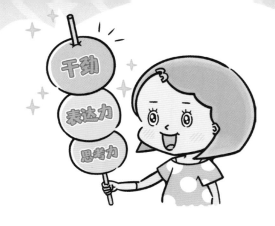

"不知怎么地，我就是提不起干劲。"

"这事也太麻烦了吧。"

此刻手中拿到这本书的你，是否也经常会有上述这样的小情绪呢？而每当这时，也总有一些人会忍不住对产生情绪的自己感到气恼。

不过，我想告诉大家的是，完全没有必要气恼。

因为不论是"提不起干劲"，抑或是感觉到麻烦，都是每个人会有的正常情绪。就算是大家的父母、学校的老师，他们也常常会有这样的感受。

我一直在东京大学从事有关大脑构造的研究。做研

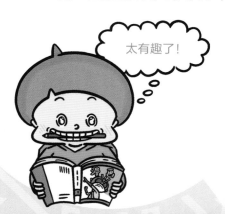

太有趣了！

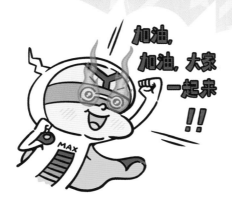

究期间，我曾科学地解答了"所谓干劲，究竟指什么呢？""如何才能激发出干劲？"这些问题。

因此，在这本书中，我将为大家一一介绍"大脑产生干劲的构造""迅速提升干劲的有效方法"等内容。

本书中有明白流畅的文字说明、风趣幽默的图解漫画，相信每位读者都能收获愉快的阅读体验。

真诚希望大家都能了解大脑的构造，掌握迅速启动"积极学习脑"的方法。如此一来，我们就可以轻松快乐地度过每一天。

池谷裕二

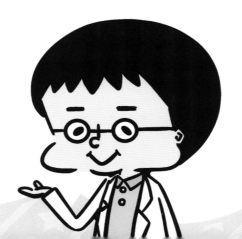

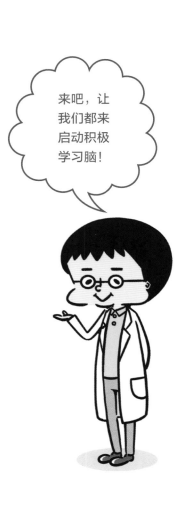

第四章 **接下来，让我们继续发起新的挑战！** 53

干劲小测试

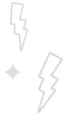
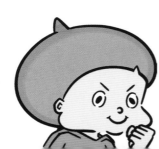
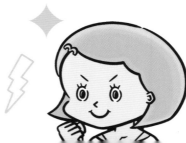
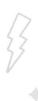

让我们一起来认识一下美佳、伊波和池谷老师

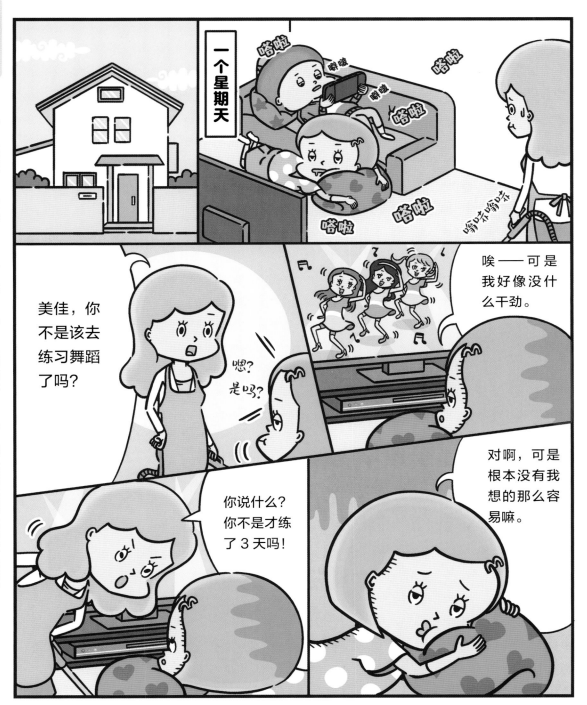

1

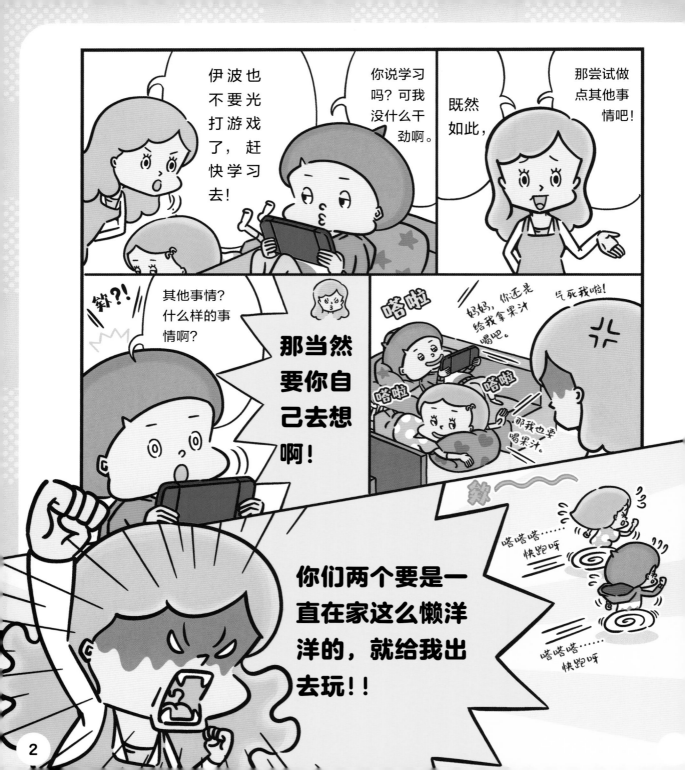

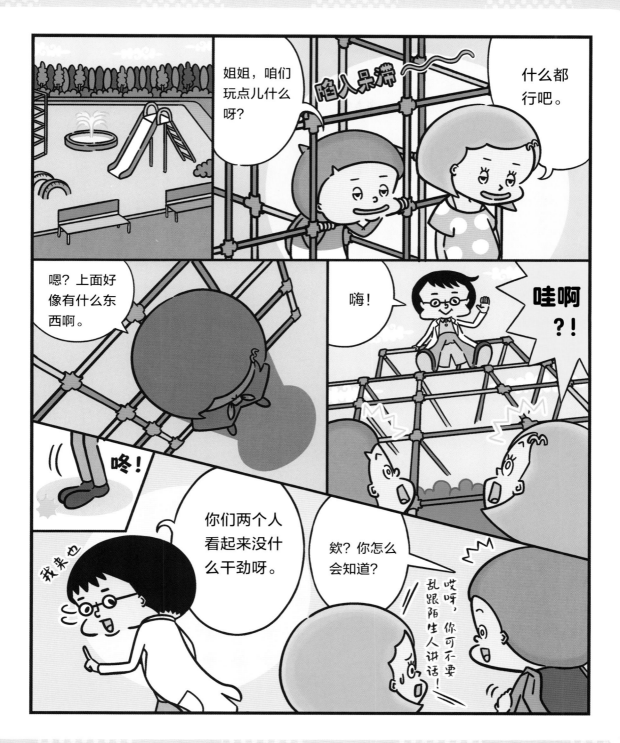

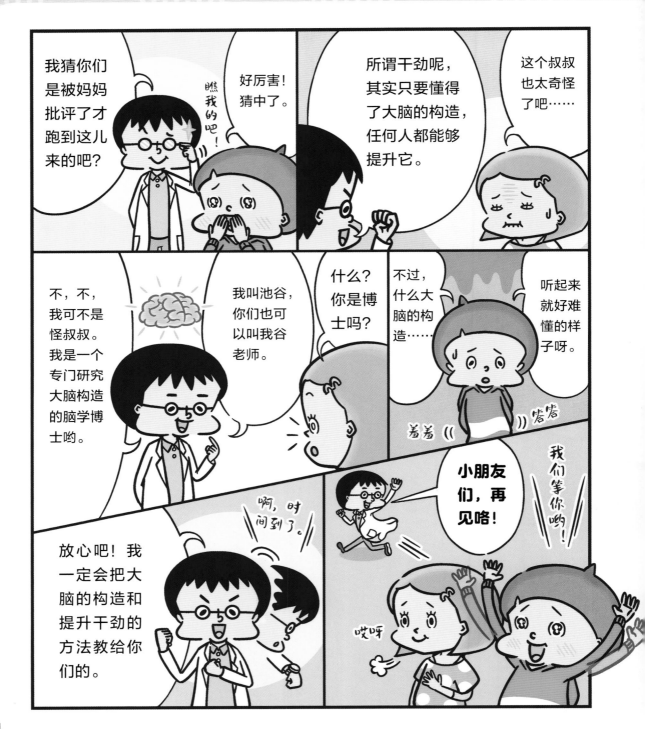

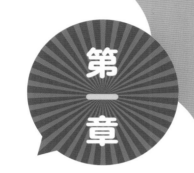

第一章

为什么总是提不起干劲？为什么做事情总会"三天打鱼，两天晒网"呢？这一章首先要教给大家的是大脑的构造和产生干劲的原理！

干劲是怎么产生的呢？

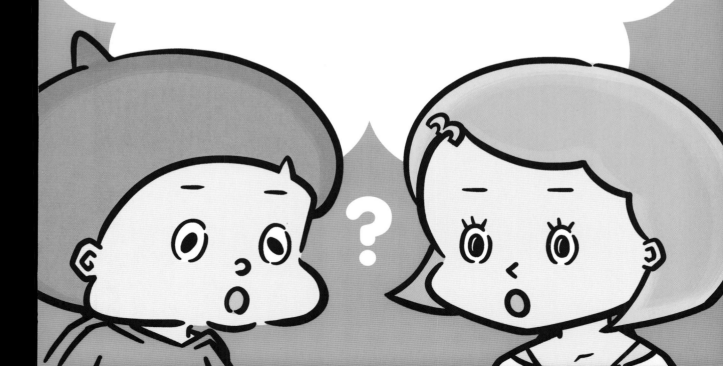

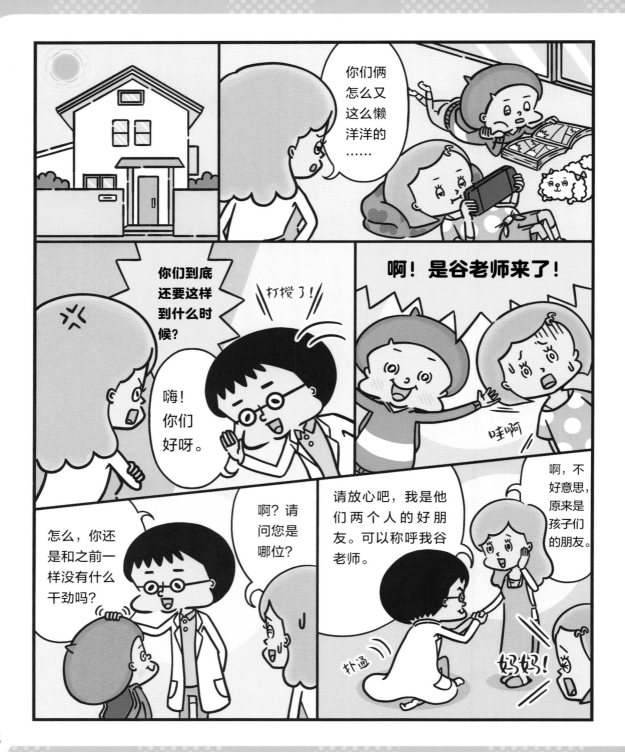

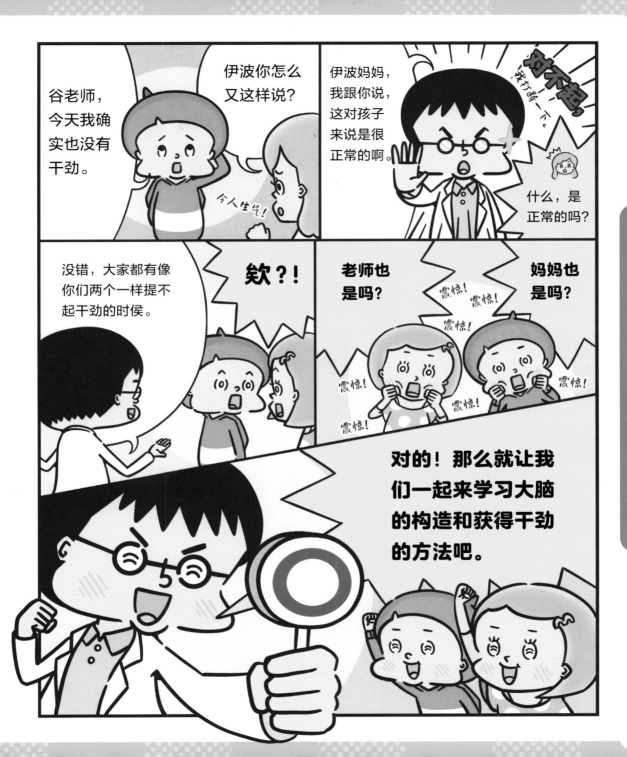

7

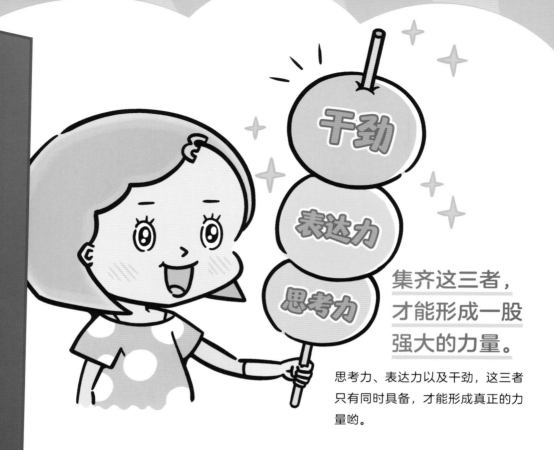

所谓干劲，究竟指什么呢？

集齐这三者，才能形成一股强大的力量。

思考力、表达力以及干劲，这三者只有同时具备，才能形成真正的力量哟。

任何一个人都会有缺乏干劲的时候。

当我们有了干劲，不管是练习舞蹈，还是学习功课都能够积极坚持下去。可是如果没有干劲的话，我们甚至没有办法迈出第一步。

那么所谓的干劲究竟是什么呢？干劲啊，能够激发出人们生存与生活的意志和力量。

为了生存，我们就必须具备思考力，同时还必须具备能把自己的所思所想准确地表达出来的表达力。而干劲，则是能将这些力量

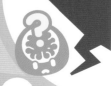

没有干劲的老鼠

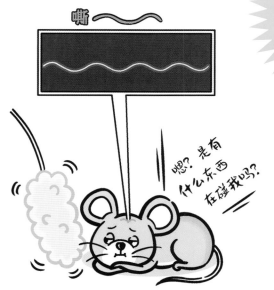

嘶～

嗯？是有什么东西在碰我吗？

其大脑的反应速度相差 **10倍**

充满干劲的老鼠

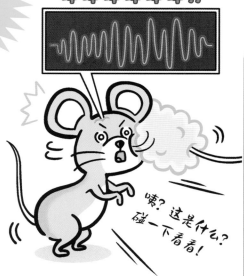

哔哔哔哔哔哔!!

咦？这是什么？碰一下看看！

充满干劲的老鼠，会主动去触碰实验器材，同时大脑会产生剧烈的反应。而没有干劲的老鼠，即使被同样的东西触碰，大脑也几乎没有任何的反应。

释放出来的东西。换句话说，如果没有干劲，思考力和表达力也就不会真正起作用。

思考力和表达力，大家在学校的数学课和语文课上能够学习到。但和它们同样重要的干劲提升方法，我们却无法在学校里面获得。因此，希望大家通过本书学会提升干劲的方法。

同时具备上述三种能力，才能形成一股强大的力量，从而帮助大家实现自己的目标和梦想。

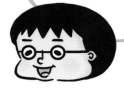

『只要行动就能成功』，这句话对吗？

注意！"只要行动就能成功"，这并不是一句赞美的话。

因为当我们对一个孩子说"只要行动就能成功"时，意味着这个孩子总是没有干劲和行动力。大家千万要注意，别把它当成一种赞美。

当我们频频陷入拖延的旋涡时，是否总在安慰自己：没关系，只要我去做，就可以成功。然而事实上真的是这样吗？

"只要行动就能成功"，这事实上就表明你总是没有干劲和行动力。这种安慰带来的后果比我们想象的更危险。

为什么呢？因为一个人如果没有干劲的话，就很难激发自己的积极意志和能量。

而事实上，你身边的人或许正在用这种话语来安慰你："你就是那种只要去做，就可以成功的孩子。"

即使听到这种话，我们也不可以真的相信。因为它会掩盖我们自身缺乏干劲的事实，同时还会让我们陷入盲目自信。

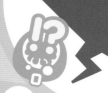

注意，不要掉入这种陷阱！

觉得自己只要行动就能成功，然后不断拖延，渐渐就会被周围的同伴拉开距离，直至再也追不上别人。

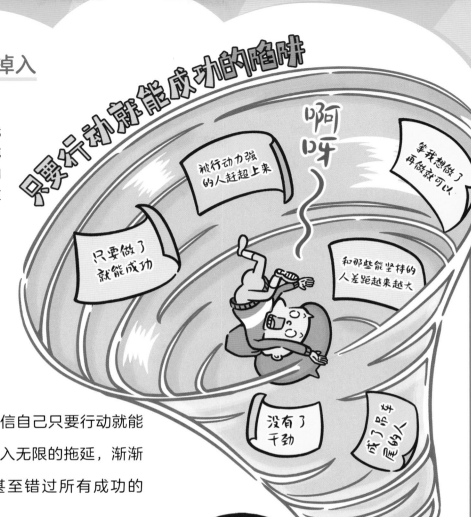

如果一味相信自己只要行动就能成功，便容易陷入无限的拖延，渐渐落后于他人，甚至错过所有成功的机会。

"只要行动就能成功"这句话，会让我们变得逃避现实。这可是十分危险的。所以，不如就让我们一起来学习提升干劲的方法，一起成为一个能积极果断付诸行动的人吧！

没有干劲就等于没有成功！

我们大家都知道干劲非常重要，但是知道不等于能做到。

比如我们经常会有这样的体验：做事情时，一开始总是干劲满满，但是很快积极性便消失了。于是我们就会被说"三天打鱼，两天晒网"。那么，这究竟是什么原因呢？

事实上，干劲消失这件事和我们大脑本身的一些特质有着密切的关系。

我们的大脑有一个特点，就是面对新事物的时候总是保持着积极活跃。然而伴随着时间的流逝，它逐渐对起初的新事物产生了适应，于是积极性也就随之消失了。这就是所谓的驯化。

当然，大脑对于诸多事物的适应性原本就是十分重要且必要的，因为我们每天的所见所闻实在是太多了。

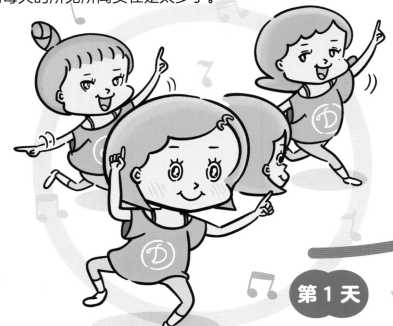

驯化的第 ❶ 种模式

第 1 天

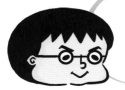 **"三天打鱼，两天晒网"，其实是我们守护大脑的重要策略！**

原本喜欢的事情，也会在不知不觉中觉得厌烦。

我们的大脑本身会对新鲜事物渐渐产生适应，从而丧失新鲜感。因此，往往原本喜悦的心情也会随之消失。

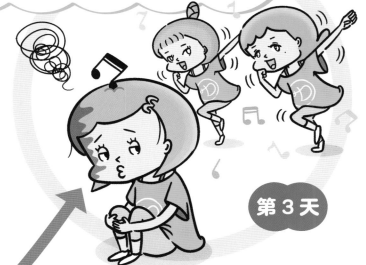

第 3 天

如果对所有事情不加区分地积极对待，我们的大脑很快就会筋疲力尽。

另外，我想告诉大家的是，做事情时会"三天打鱼，两天晒网"并不意味着自己没用。首先，不必为此而感到失落。其次，我们要坦然面对，积极挑战！我们可以告诉自己："哎呀，我现在又无法专注了，那么我要认真调整自己了。"

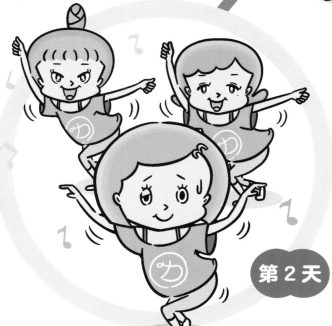

第 2 天

当知道"三天打鱼，两天晒网"和大脑的特质有关，或许有人会问："那这岂不意味着我们自身的任何努力都没有意义？"答案是否定的。因为这个"驯化"事实上有着两种模式。

其中一种模式就是前面所讲的，大脑会对原本感觉新鲜、喜欢的事物产生适应，从而丧失新鲜感或生出厌烦。而另外一种则是，大脑对原本感觉麻烦、讨厌的事情也可以渐渐习惯。如此，就非常有趣了。

就拿刷牙洗脸这些琐碎小事来说吧。

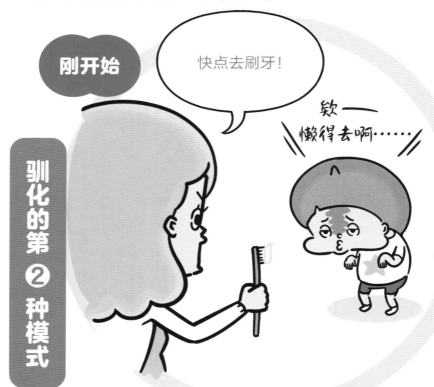

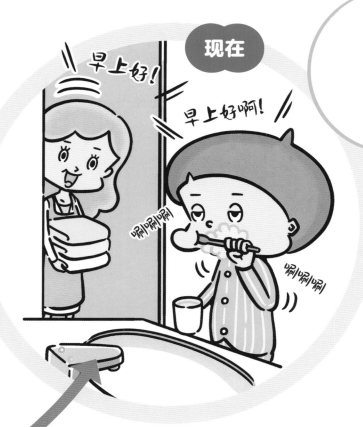

现在

早上好！

早上好啊！

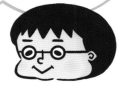

让我们利用"驯化"来适应一些麻烦事儿！

起初感觉麻烦的事情，也能渐渐习惯。

起初只觉得麻烦，但是渐渐适应了，就都可以自觉去完成啦。

最初我们肯定都会觉得麻烦，但是经过日复一日的坚持，它们就变成了我们每个人的日常习惯。

又比如收拾房间。正是因为大部分人习惯了每天收拾整理，所以也就觉得这件事是理所应当的。甚至一旦房间乱了，我们还会不自觉地感觉到不舒服。

因此，许多事即使一开始觉得"好难呀""好麻烦呀"，但只要一点点地坚持下去，就可以慢慢适应并且习惯它们。也就是说，当我们养成了习惯，就不必再勉强自己，而是可以自觉地、愉快地投入行动当中。

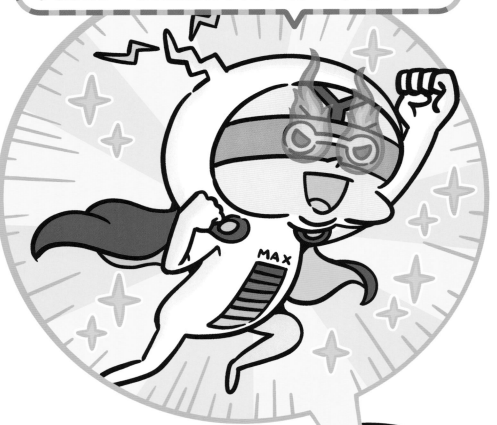

大家好！我就是传说中的"干劲君"！

干劲是怎么产生的呢？

侧坐核

位于大脑的中心区域。侧坐核一旦受到刺激，便会产生干劲。

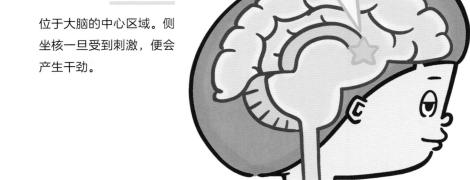

有关干劲的重要性、"只要行动就能成功"的危险性以及做事情总是"三天打鱼，两天晒网"的原因，想必大家都已经了解清楚了。

那么，所谓干劲究竟是从何而来的呢？是藏在身体里的某个地方，抑或是像天气一样每天都在变化？

事实上，人体内有着产生干劲的固定场所，那便是位于大脑中心区域的"侧坐核"。

于是，你可能不禁会想："那我们只要驱动侧坐核不就可以了吗？"但由于侧坐核位于大脑中的无意识区域，因此并不能同我们的手脚一般自由活动。它像心脏一样，与我们自身的意志无关，总是在自行运转。

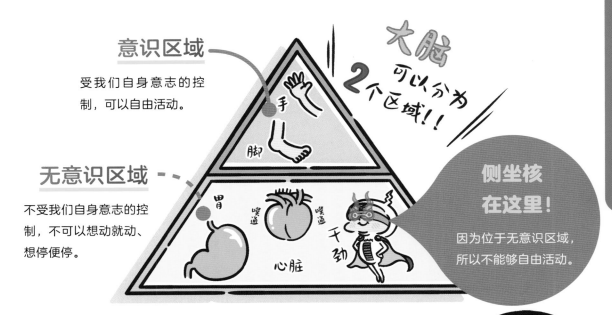

意识区域

受我们自身意志的控制，可以自由活动。

无意识区域

不受我们自身意志的控制，不可以想动就动、想停便停。

大脑可以分为2个区域！！

手
脚

胃
噴门
心脏
干劲

侧坐核在这里！

因为位于无意识区域，所以不能够自由活动。

干劲是从大脑中心区域产生的哟。

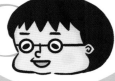

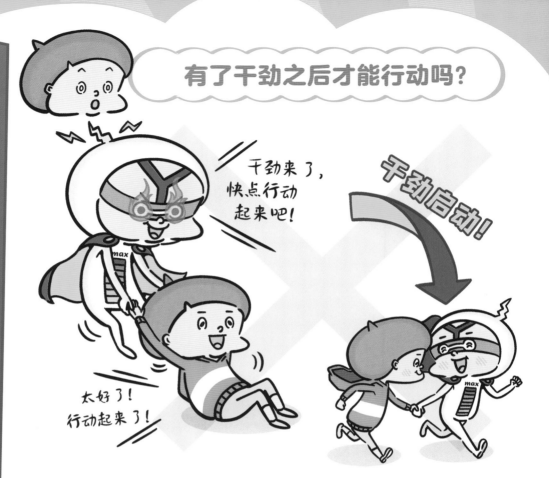

干劲是等不来的，我们要主动去迎接它！

有了干劲之后才能行动吗？

干劲来了，快点行动起来吧！

干劲启动！

太好了！行动起来了！

干劲在大脑的无意识区域形成，因此并不能够按照我们自己的意志去控制。看到这里，也许你会想："既然这样，那么我们就完全无能为力了吧？"

事实并非如此。

因为干劲不是等来的，而是需要我们主动去迎接。

也就是说，只有我们自身先行动起来，干劲才会出现。那么，就让我们一起去迎接干劲吧！

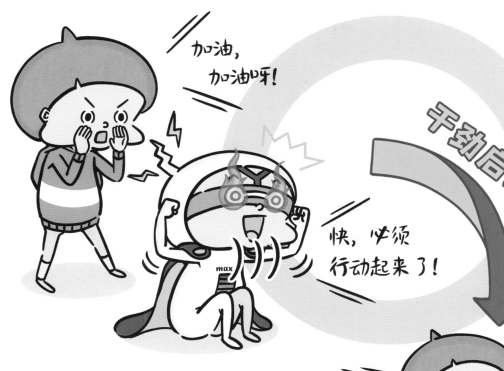

自己不主动出击，干劲是不会来的哟。

加油，加油呀！

快，必须行动起来了！

干劲启动！

全速前进！

要知道，"没有干劲"这句话从来都是没有行动力的人找来的借口而已。

不过，也不必为"没有干劲"而感到忧心，因为主动寻找干劲并不困难。只要大家能了解大脑的构造，并掌握相应的方法，我相信任何人都能轻松做到。

怎样做才更有利于
保持干劲呢?

A 选择自己喜欢的事情	**B** 选择对未来有益的事情

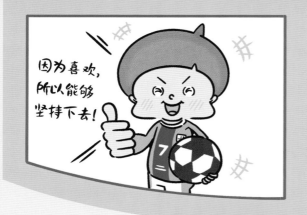

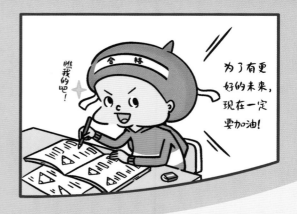

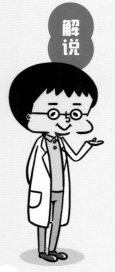

解说

要想保持干劲,选对要做的事情非常重要。

有关研究表明,当人们努力做自己喜欢的事情时,往往更能够坚持到最后。因此,当你不清楚自己应该从哪里开始努力时,可以这样考虑:

自己最喜欢做的事情是什么?

自己在做什么事情时最能感到快乐?

要知道,在长期的坚持中,必然会遇到挫折困苦。而每逢遇到挫折困苦时,真正能够支持我们坚持下去的,必然是我们内心当中最纯粹的"喜欢"与"快乐"。

答案是:A 选择自己喜欢的事情

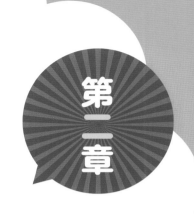

干劲是需要我们主动去迎接的！

那么，这究竟需要怎样做呢？

在接下来的第二章中，

我将向大家介绍大脑中与干劲

紧密相关的四个区域！

能产生干劲的 四个"干劲开关"

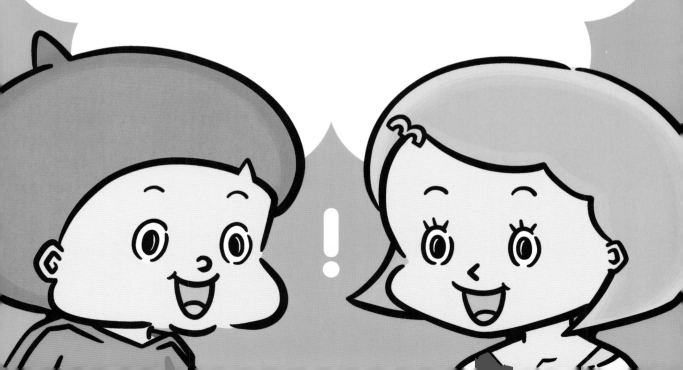

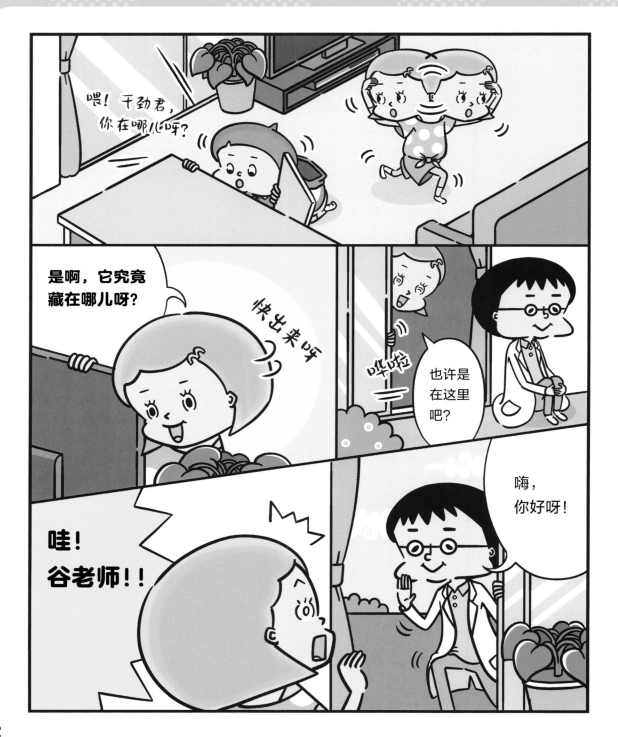

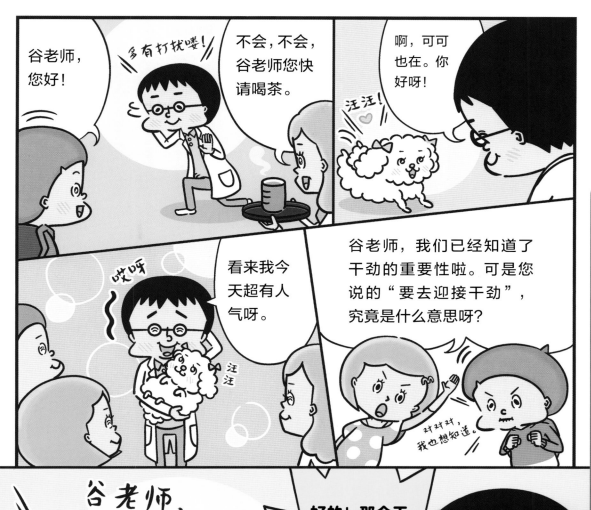

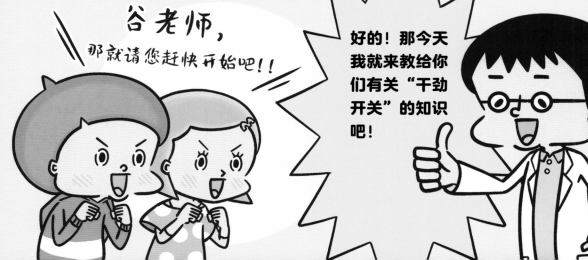

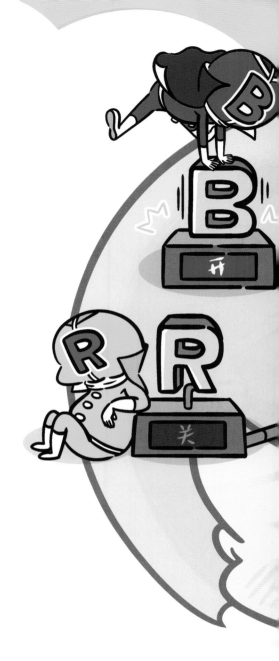

能产生干劲的四个『干劲开关』

在第一章中我们已经讲过，干劲是等不来的，它是需要我们主动去迎接的。

同时我们还知道，大脑中产生干劲的侧坐核并不能自由活动。那么，为了获得干劲，我们究竟要怎么做才好呢？

实际上，在我们的大脑当中有着与侧坐核紧密相关的四个开关。它们分别是干劲开关 B、干劲开关 E、干劲开关 R 以及干劲开关 I。合起来就是干劲开关"Beri"。

这四个干劲开关，只要按下其中任何一个，就能启动侧坐核，让我们获得干劲。

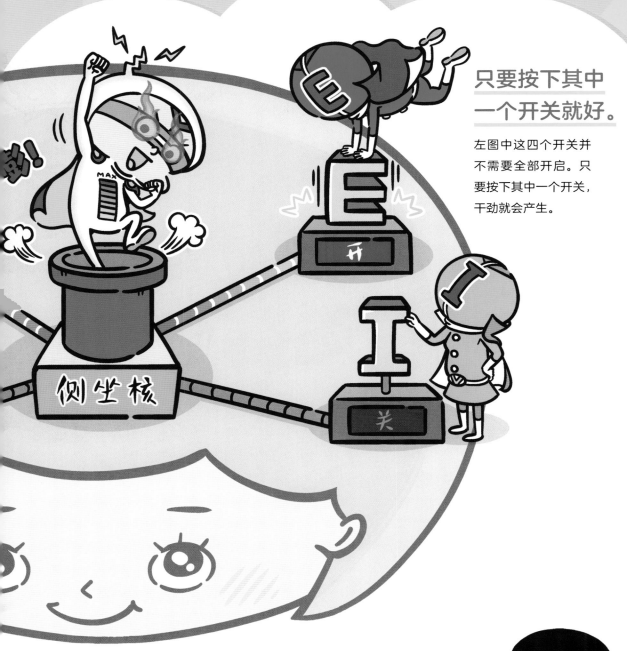

只要按下其中
一个开关就好。

左图中这四个开关并
不需要全部开启。只
要按下其中一个开关，
干劲就会产生。

侧坐核

按下干劲开关，激发出自己的干劲吧！

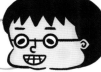

这里的 B 是 body（身体）的首字母。

首先，从活动我们的身体开始吧！

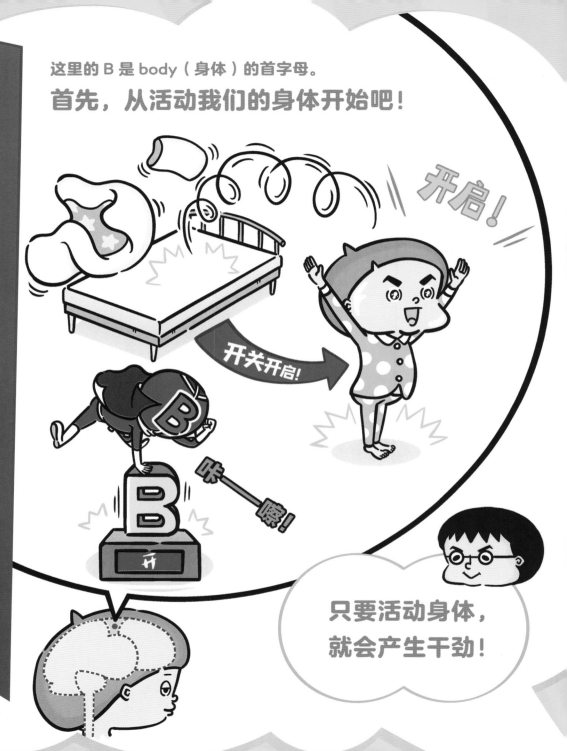

开启！

开关开启！

咔嚓！

『干劲开关B』，要通过活动身体启动

只要活动身体，就会产生干劲！

26

第一个干劲开关——开关 B，要通过活动我们的身体来将其开启，从而促使干劲产生。在四个干劲开关当中，要数它产生干劲的能量最强。

比如在早上，我们都会有这样的经历：起初还磨磨蹭蹭想着赖床，可一旦掀开了被子，开始下床活动身体，就能快速感受到"元气满满"。而这一过程，就是我们通过活动身体，成功开启了干劲开关 B。

具体说来，就是当我们活动自己的身体时，大脑当中的"运动区"就"哔哔哔"地感受到刺激。而当这个刺激传导至侧坐核，干劲就立即产生了。

通常我们只要伸个懒腰，调整一下坐姿，或是活动一下面部肌肉给自己露出一个笑脸，就可以轻松改变我们的心情。

所以，每当我们不知不觉又开始犯懒或提不起劲儿时，不如先把身体活动起来吧。这样一来，就又可以涌起干劲了。

实验：怎样可以获得更有趣的阅读体验呢？

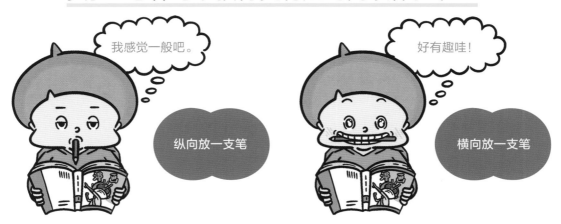

如上图所示，让两位同学都在嘴巴里面叼着一支笔进行阅读。我们发现，面对同样一本漫画书，将嘴巴横向张开，露出类似笑脸表情的同学更容易获得有趣的阅读体验。这是因为大脑会被我们身体的动作所引导，误以为此刻该同学确实正在微笑，从而使心情也发生了相应的改变。

干劲开关 B 的厉害之处，就在于它仅仅通过活动身体，就能使我们干劲十足。

大家都有过这样的经历吧：在打扫卫生的时候，一开始磨磨蹭蹭不想动，但打扫的过程中却渐渐对此产生了热情。于是，等我们意识到的时候，会发现自己甚至超额完成了打扫的任务。

这其实就是通过活动身体，点燃了所谓的工作兴奋，激发出了干劲。

而且再坚持一会儿，就能惊喜地发现，我们的速度和注意力也都得到了提升与增强。

那么，就让我们巧妙利用"工作兴奋"，将自己塑造成一个行动派吧！

一旦有了干劲，我们的身体将充满活力！

起初通过活动身体，促使侧坐核开始运行，从而产生了干劲。而在有了干劲之后，它又能反过来为我们的身体注入新的能量与活力。

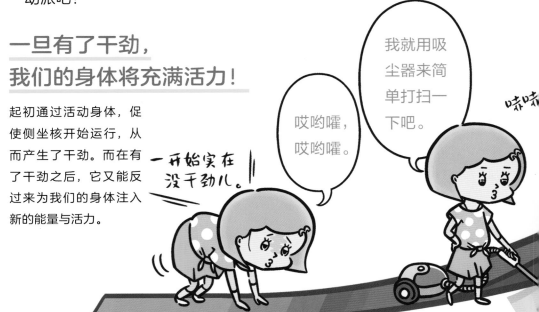

哎哟嚯，哎哟嚯。

我就用吸尘器来简单打扫一下吧。

一开始实在没干劲儿。

唰唰

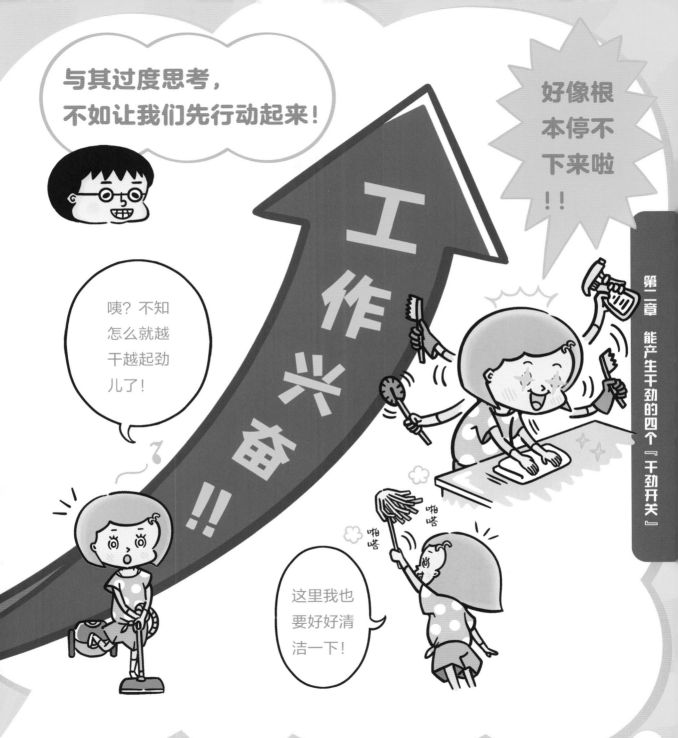

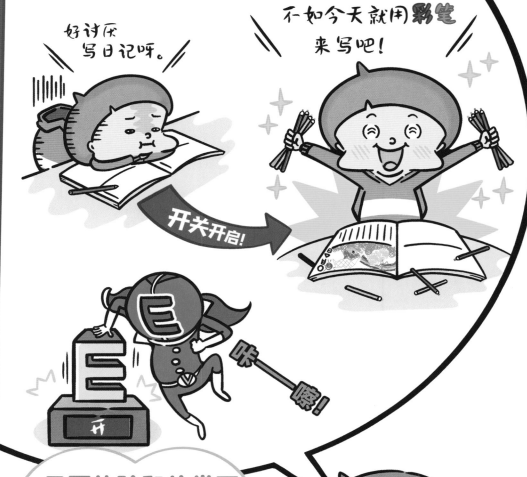

这里的 E 是 experience（经验）的首字母。

让我们都来获得新鲜的体验吧！

好讨厌写日记呀。

不如今天就用彩笔来写吧！

开关开启！

咔嚓！

只要体验和往常不同，就可以形成新的刺激！

第二个干劲开关——开关 E，要通过新鲜的体验来开启。每当我们获得与以往不同的新鲜体验时，我们大脑中的海马体就会启动。同样，当这一信号传导至侧坐核时，我们的干劲也就迅速产生了。

比如每天都要写的日记，如果用彩笔来绘图装饰，就能获得新鲜感。于是，写日记这件事就变得轻松愉快起来。

另外，改变一下写日记的地点或时间也同样有效。

所以，当略微感到厌倦的时候，不妨就去尝试一些新鲜的事物吧。总之，按下开关 E，干劲也就产生了。

实验：将老鼠关进新的笼子里会怎么样呢？

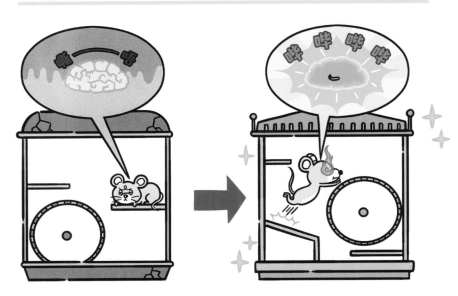

每天住在同一个笼子里的老鼠，被放入另外一个新的笼子里时，老鼠的海马体会受到刺激，于是它的干劲就得到了迅速提升。

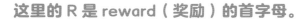
这里的 R 是 reward（奖励）的首字母。

让我们先来准备好给自己的奖品吧！

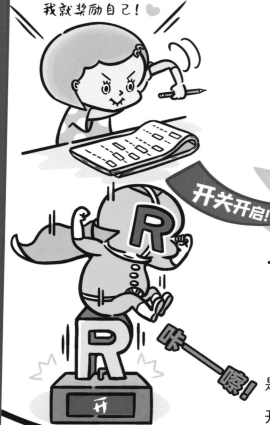

如果能实现这个目标，我就奖励自己！

才棒啦！

开关开启！

『干劲开关 R』，靠奖励来开启

第三个干劲开关——开关 R，是一个通过给大脑奖励来开启的开关。

对大脑来说，最棒的奖励就是"呀，我做到了！"这样的成就感。所以，每当你通过努力实现某个目标时，一定要认真感受当下的成就感——"我好开心，我好棒啊！"

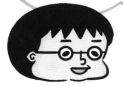

即使是一份小小的奖励，也能发挥超强的作用。

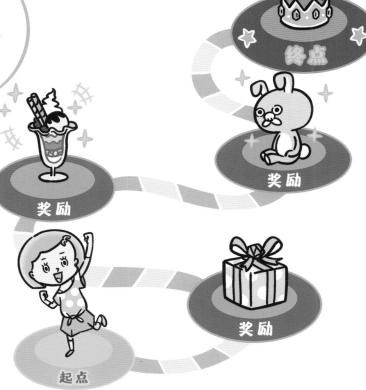

奖励使我们的干劲得以保持下去。

虽然坚持的道路很漫长，但如果沿途能一直获得奖励，我们的干劲就能保持下去。

当我们感受到"我好开心，我好棒啊！"时，大脑中的一个区域就会接收到相应的刺激。这一刺激传导至侧坐核时，干劲就产生了。

而且，这种奖励的力量是非常强大的。因为体会过一次这种喜悦后，大脑就会产生"获得更多奖励"的想法。而在这种想法的作用下，干劲的开关也能保持开启。

同时，当我们自己获得奖励，感受到开心时，也会自发地更加努力。就这样不断地获得奖励，再不断地更加努力，干劲就可以持久地保持下去！

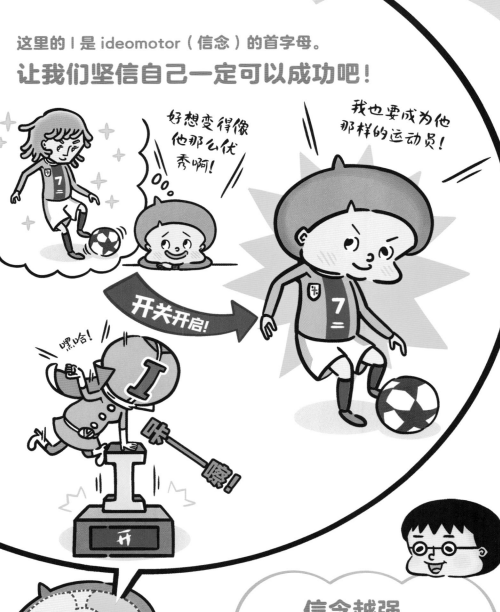

让我们坚信自己一定可以成功吧！

信念越强，力量就越强！

34

当穿上偶像球星的同款球衣，我们会感觉自己变厉害了！

在屋子里张贴"我要得满分"的标语，就能获得考取满分的动力！

上述这些例子都体现了坚定的信念可以开启开关I，使我们获得干劲。

当你产生了某个强烈的愿望，大脑中的前额叶就开始运转。而当这一刺激传导至侧坐核，干劲就会产生。

只要坚信自己一定能够做到，我们获得的力量就会越来越强，产生的干劲就会越来越足！

实验：只要坚信自己"能做到"，成绩就会提升！！

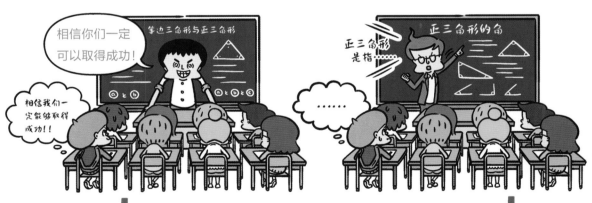

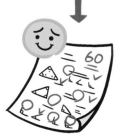

这是两个成绩水平相当的班级。左边班级的老师会不断鼓励大家"相信你们一定可以取得成功"。于是这个班级相较右边的班级，成绩得到了更快的提升。

养成一个新习惯，
要花多少时间呢？

A 6天	**B** 66天
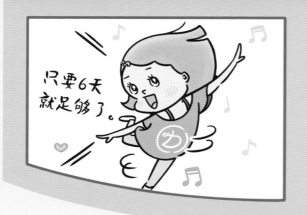	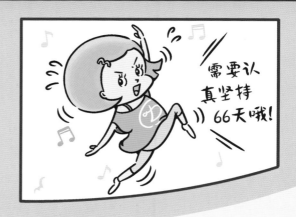

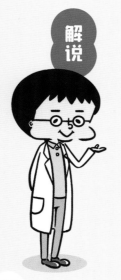

解说

即使是很麻烦的事情，我们一旦养成了习惯，后期都可以愉快地进行。这在本书的第 14～15 页中已经介绍过了。那么，需要花多长时间才可以将一件事养成习惯呢？很多人都有这样的疑问。

答案是：养成一个新的习惯，平均需要花费 66 天。怎么样，是不是感觉有些漫长呀？在这 66 天当中，最重要的一个秘诀就是，要学会"非强制"地坚持下去。比如当我们觉得任务困难时，就努力将它简化。当我们觉得任务麻烦时，就设法让它变得轻松。如此坚持 2 个月左右，就可以告别曾经的"浑浑噩噩"，蜕变为"干劲十足"的自己啦。

答案是：B 66 天

36

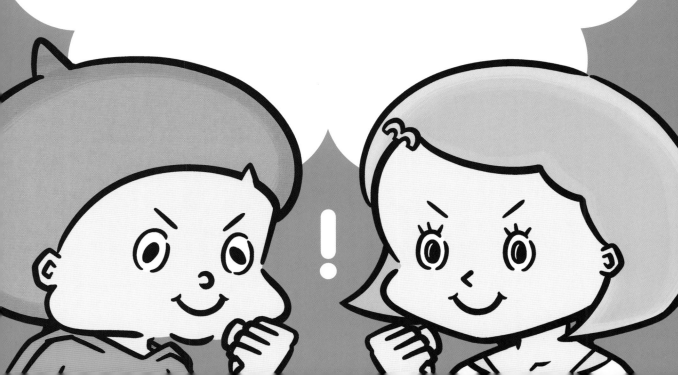

在了解了干劲开关相关的知识之后，

让我们进入实践部分！

大家一起从身边的小事做起，

学会开启自己的干劲开关吧！

第二章

让我们
首先从这里
做起吧！

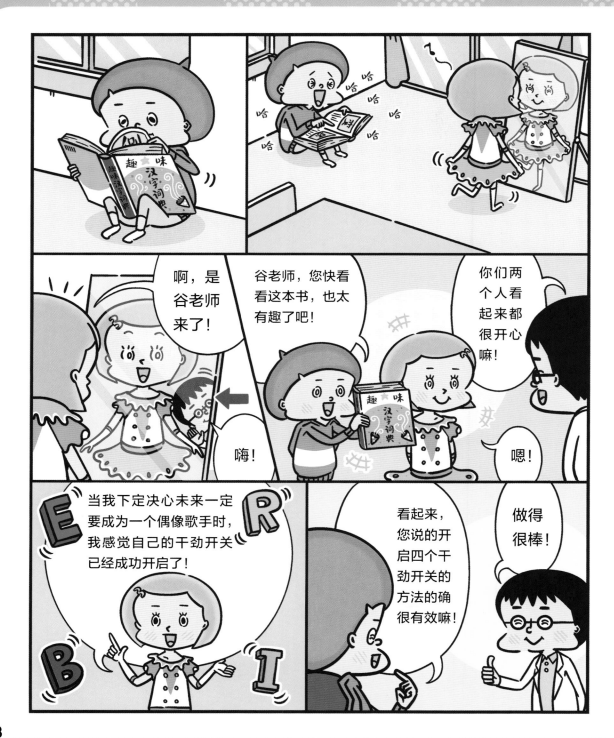

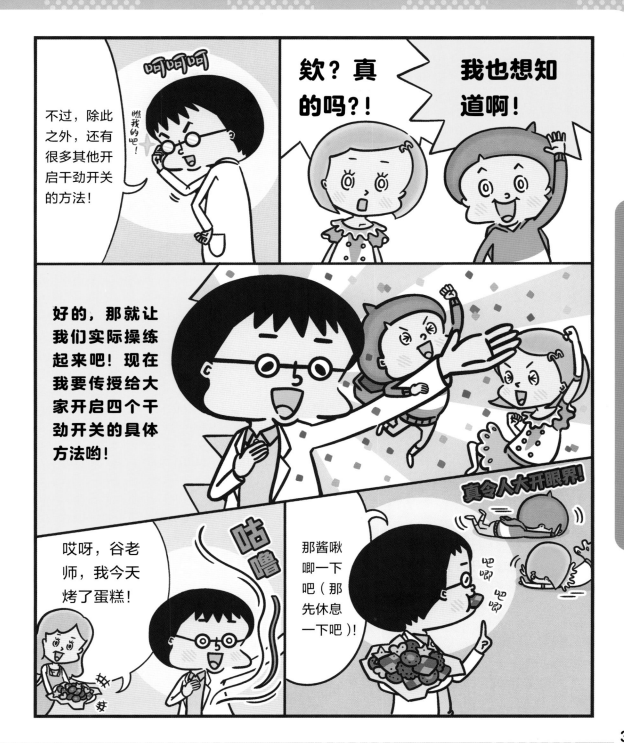

让我们先去到我们该去的那个地点

"今天不想去补习班啦！" "上游泳课好麻烦啊！"

我想告诉大家，出现这种小情绪时，不必过于担心。大家可以先到固定的任务场所，然后通过活动自己的身体，来打开干劲开关 B。

虽然一开始不情愿，但到达了任务场所之后，干劲也能自然而然地出现！当我们在任务场所中，感受到它固有的声音、气味，或是遇见往常的伙伴，心情就会随之振奋起来了！

也就是说，不必特意给自己加油打气，置身于任务场所本身就可以唤醒我们的干劲。

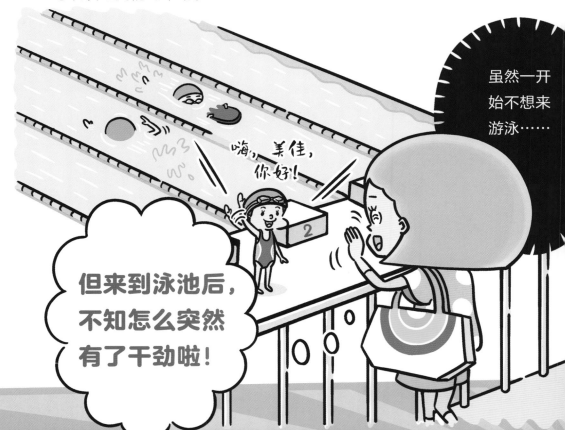

虽然一开始不想来游泳……

嗨，美佳，你好！

但来到泳池后，不知怎么突然有了干劲啦！

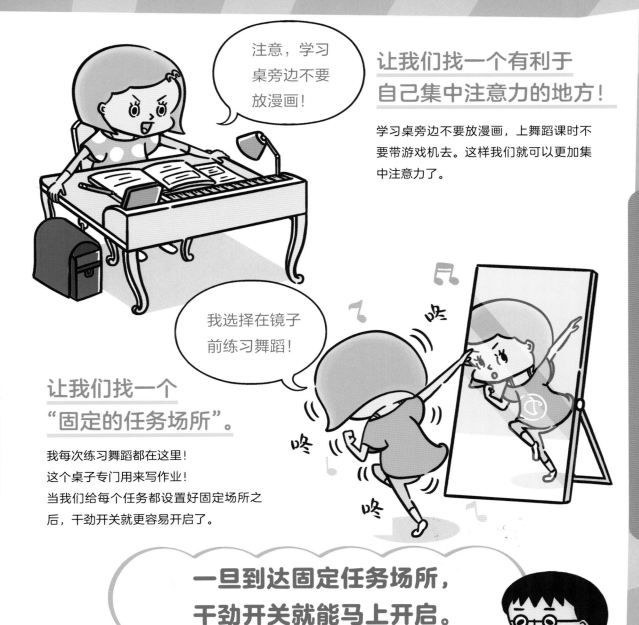

让我们找一个有利于自己集中注意力的地方！

学习桌旁边不要放漫画，上舞蹈课时不要带游戏机去。这样我们就可以更加集中注意力了。

让我们找一个"固定的任务场所"。

我每次练习舞蹈都在这里！
这个桌子专门用来写作业！
当我们给每个任务都设置好固定场所之后，干劲开关就更容易开启了。

一旦到达固定任务场所，
干劲开关就能马上开启。

所谓的"small step"就是指很小的步伐。

比如当我们需要读一本非常厚的书时，一想到要把它全部读完，就会忍不住想："啊！这也太难了吧！"但是如果我们决定一天只读一页，也许就能充满信心，相信"这是我能够完成的"。

树立一个小小的目标，有利于我们迅速将其达成，从而轻松获得"啊，我做到了！"的成就感。这种成就感会给大脑一个有效奖励，于是就开启了干劲开关R。此时，我们的大脑会渴望得到更多的奖励，于是便会源源不断地给我们制造干劲。

就让我们学会把一个个小小的"啊，我做到了！"不断累积起来，鼓足干劲，向前进发吧！

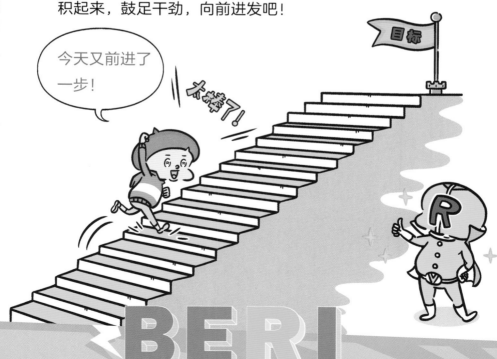

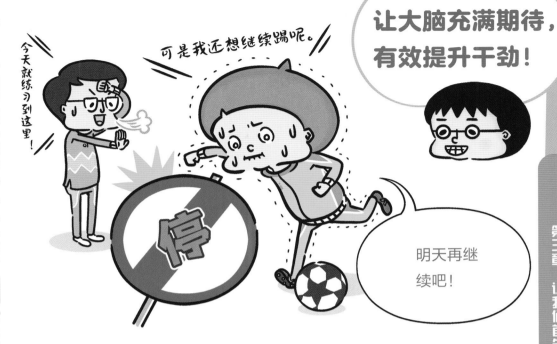

要在自己意犹未尽的时刻停下来

今天就练习到这里！

可是我还想继续踢呢。

停

明天再继续吧！

让大脑充满期待，有效提升干劲！

我们平时所看的电视剧，总是会在大家感觉意犹未尽的时候结束。通常都是"下集更精彩"。这样一来，大家就对后面的剧情充满期待。

同样，这个模式也可以用在激发干劲上面。也就是说，任何事情都不要做到筋疲力尽的份上，而是要在意犹未尽的时候刻意停下来。

如此一来，我们就会对接下来的任务充满期待。干劲开关 R 就能顺利开启，从而储备好我们接下来所需要的干劲。

BER!

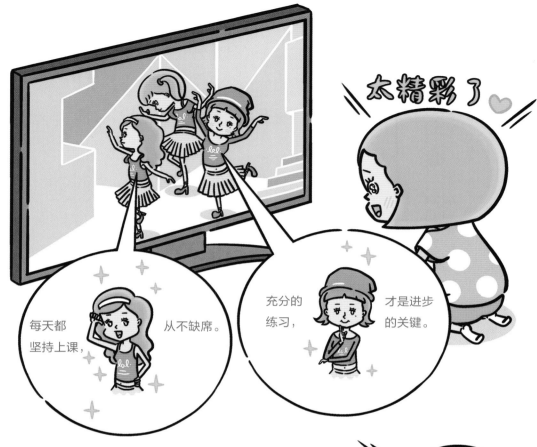

立志成为像『偶像』一样的人！

太精彩了♡

每天都坚持上课，从不缺席。

充分的练习，才是进步的关键。

没想到我们的大脑竟然很好骗！

"一定是这样！"——当我们有了一个强烈的念头，大脑就会被我们成功欺骗。一旦大脑信以为真，就会释放出让我们真正能够抵达终点的力量。

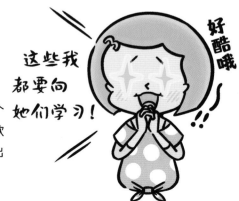

这些我都要向她们学习！

好酷哦！！

你有没有自己的偶像呢？假如你现在正学习跳舞，那么你的偶像也许是在世界级舞台上活跃的舞蹈家。当然，你的偶像也可以是自己身边的人。就比如"我也要像妈妈一样做出这么美味的饭菜"，那么你的偶像就是自己的妈妈。

一旦有了自己的偶像，那就让我们坚信自己也能成为那样优秀的人吧！如果此时还没有自己的偶像，那就让我们一起先来找到他吧。因为我们可以通过"立志成为像'偶像'一样的人"，来开启干劲开关1，从而不断地产生干劲。

"如果是我的偶像的话，他一定是这样练习的。"

"当他遇到困难的时候，一定是用这个方法成功克服的。"

这些思维方式是可以改变我们的行动的。

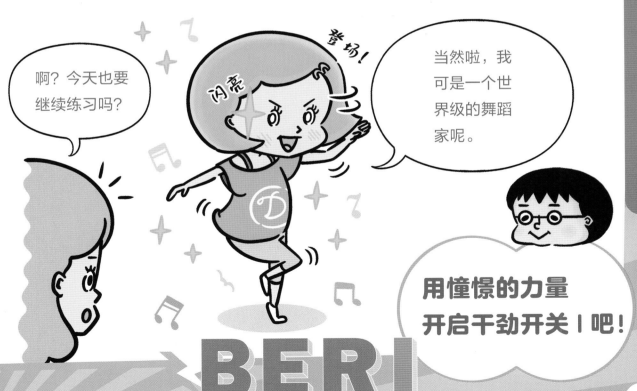

当我们想要开始做一件事情的时候，总会先把相关的服装与道具购置整齐。

事实上，这也和"立志成为像'偶像'一样的人"类似，是一个开启干劲开关 I 的有效方法。

除了开启开关 I，在我们准备道具、更换服装的时候，其实也通过活动身体开启了干劲开关 B。而且当我们用上与以往不同的道具和服装时，又会获得新鲜感，从而打开了我们的干劲开关 E。

如果能恰当运用好"外观"和"形象"，就能给我们的干劲带来强有力的支援。

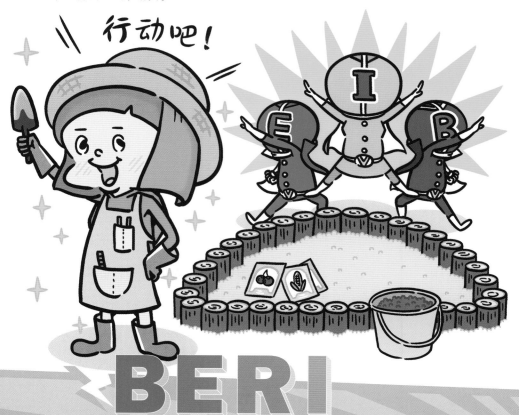

行动吧！

BERI

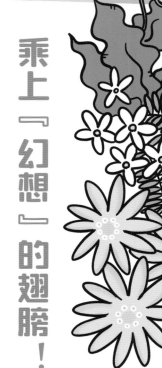

乘上『幻想』的翅膀！

我想有一天能够建造一座属于自己的植物园！

越是敢于想象，越能带来强大的力量！

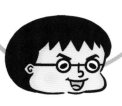

"如果能……就好咯，然后我就可以……啦，最后终于……！啊，简直忍不住要笑出声，啊哈哈。"

大家都有过上述经历吧？就是忍不住想象各种好事接连不断降临到自己身上。这种超脱现实所进行的想象，就是"幻想"。而这种"幻想"和我们之前所讲的"立志成为像'偶像'一样的人"类似，都是能够成功地开启干劲开关1的好方法。

而大胆"幻想"的一个秘诀就是，完全不要去担心这件事自己是否真能做到。因为不论多大的梦想，最开始都是从不切实际的幻想开始形成的。所以你此刻所谓不着边际的幻想，未来很有可能变成现实。

BERI

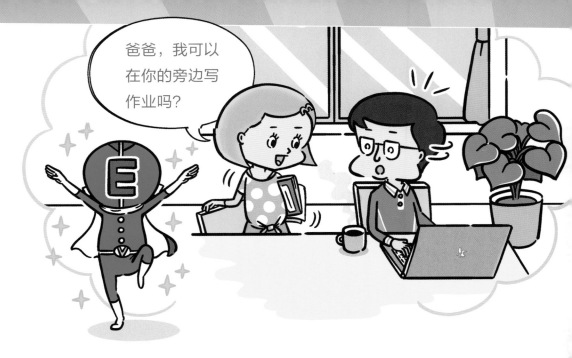

爸爸，我可以在你的旁边写作业吗？

偶尔也尝试改变一下『固定场所』吧！

当我们开始一项新的任务或工作时，最好提前确定新的固定场所。这在本书的第 40~41 页里面已经介绍过了。但是一旦大脑对"固定场所"产生了适应，就不利于我们继续保持干劲了。如此一来，我们就需要尝试改变一下这个"固定场所"了。

当我们改变了固定的工作和学习的场所时，即使还做和平时一样的事情，大脑也会认为这是一项新的体验，从而使我们打开干劲开关 E。

这个"相同的事情不同的做法"，当然不仅限于场所的改变。其他的比如更换一支写作业的铅笔啦，换一双练习舞蹈时所穿的鞋子啦……这些小小的改变，都可以帮助我们打开干劲开关 E。

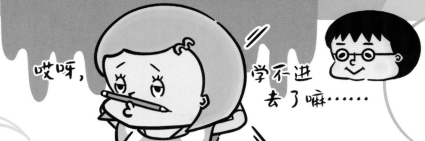

哎呀，

学不进去了嘛……

通过改变学习场所，我们的精力会迅速集中！

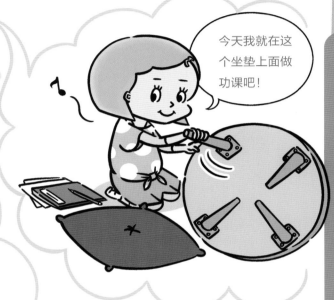

今天我就在这个坐垫上面做功课吧！

偶尔尝试在图书馆里学习，感觉也挺棒嘛！

即使在同一个房间里，也能改变自己的活动场所！

即使在同一个房间里，稍微改变一下学习或工作的地点，也有提升干劲的效果。有时我们的家里没有其他合适的房间也没关系，让我们学会"狡兔三窟"，在房间里事先多安排几个可供学习的地方就好啦。

BERI

我们之前所说的奖励机制，其实是可以通过正反两个方面来开启干劲开关 R 的。比如"花自己的零用钱来购置学习装备"。

想要成功开启干劲开关 R，让大脑感受到行动前与行动后的"差异"就非常必要。

我们都知道，奖励机制就是通过完成某项任务后的成就感、喜悦感来把干劲开关 R 打开。与之相反，当我们花掉自己的零用钱购买了道具、装备后，就会产生"我的付出必须有回报"的情绪。如此，也是可以开启干劲开关 R 的。

因此当我们需要一些道具与装备时，不妨拿出自己所攒的零用钱来购买吧。

此时你不免会想："好心疼呀！""那我一定要让花出去的钱发挥作用呀！"如此，就能迅速开启干劲开关 R 了。与此同时，当我们换上了新的道具或新的装备，便又能够通过获得新鲜感来打开干劲开关 E 了。这样，干劲便能源源不断地产生啦！

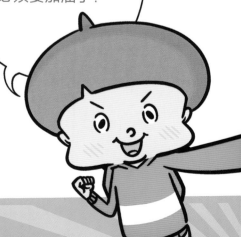

这可是我花压岁钱买的智能机器人玩具，接下来必须要加油了！

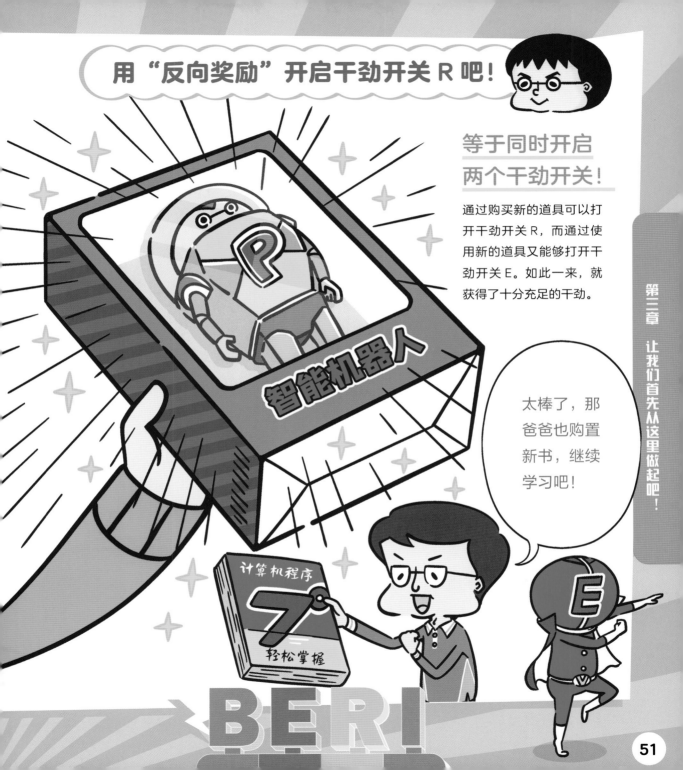

用"反向奖励"开启干劲开关R吧！

等于同时开启两个干劲开关！

通过购买新的道具可以打开干劲开关R，而通过使用新的道具又能够打开干劲开关E。如此一来，就获得了十分充足的干劲。

太棒了，那爸爸也购置新书，继续学习吧！

智能机器人

计算机程序

7

轻松掌握

怎样可以迅速获得进步呢？

A　让别人教给我	B　我来教给别人

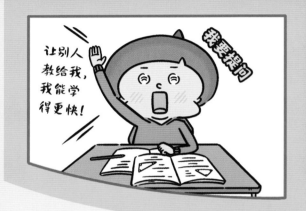

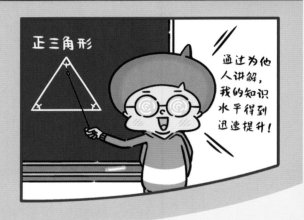

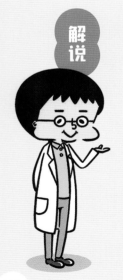

解说

如果你想要迅速获得进步，希望你能了解以下这些信息。因为人们在学习过程中，都具有以下三个共同点。

第一，通过向他人传授知识，能够帮助自己重新归纳整合自己所学的知识。

第二，通过向他人提出建议，能够帮助自己进行更深入的思考。

第三，"给他人建议"本身，能帮助自己增强自信。

可见"教授给他人知识"和"自己获得进步"其实紧密相关。

若想要迅速获得进步，那就去多多向他人传授知识吧！当然，我们自己不明确的知识，千万不可以随意向其他人传授。

答案是：B 我来教给别人

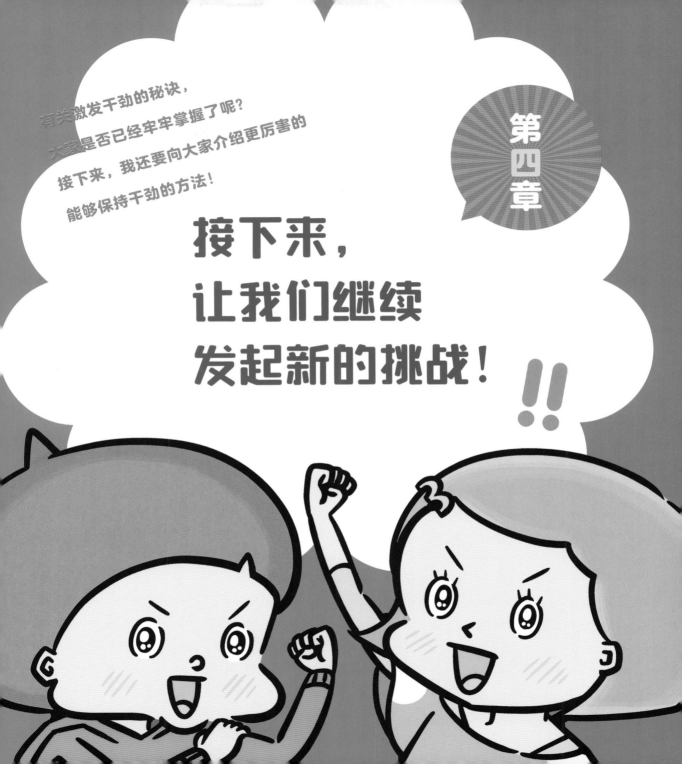

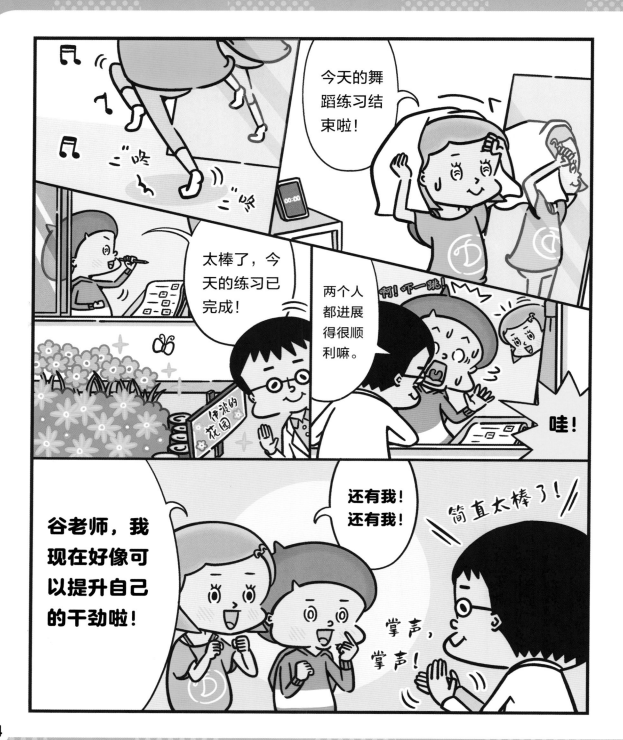

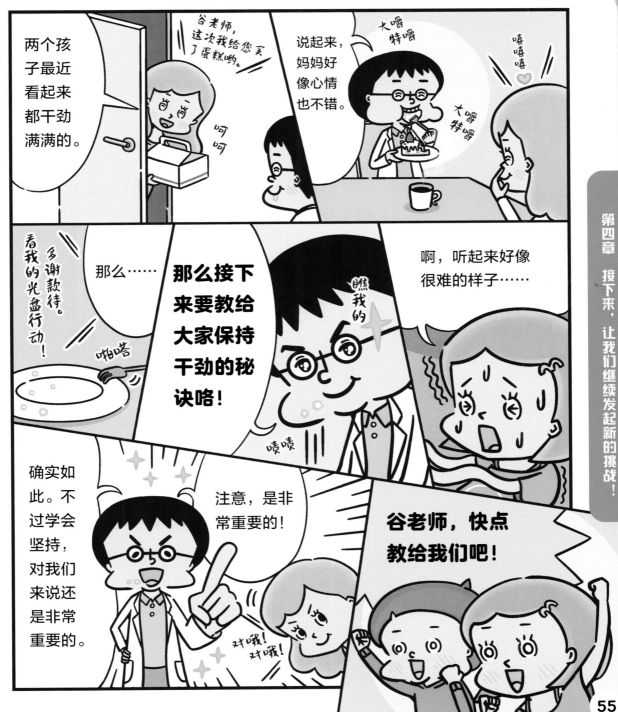

坚持在同一时间做同一件事

想要将一件事情坚持下去，就需要在固定的时间来做这件事。如果时间不固定，我们就会觉得"现在不做也行"，或者"拖延一会儿再做也行"。于是就这样无限地把它拖延下去。这样可是非常不利于干劲产生的。

因此，很多事情都需要我们从一开始就给自己确定固定的时间。比如"这件事要在早起之后迅速来做""这件事定在下午 4 点的时候来做"等。然后呢，一旦到了固定时间，就先把身体活动起来——也就是说，首先把干劲开关 B 打开。

这样每天循环往复，渐渐就会养成习惯。以后，一旦到了那个时间，我们自然而然就能行动起来。

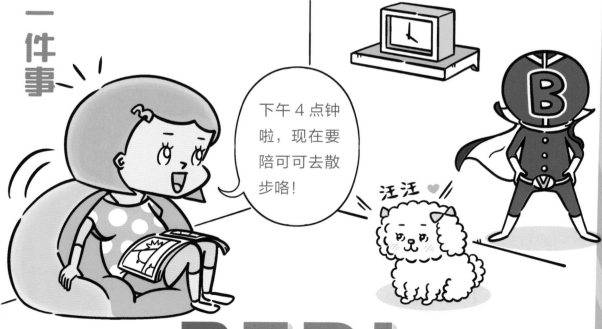

下午 4 点钟啦，现在要陪可可去散步咯！

汪汪 ♥

BERI

让我们养成固定的作息习惯

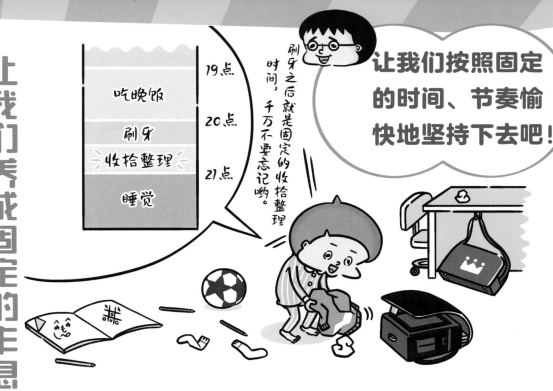

19点	吃晚饭
20点	刷牙 收拾整理
21点	睡觉

刷牙之后就是固定的收拾整理时间，千万不要忘记哟。

让我们按照固定的时间、节奏愉快地坚持下去吧！

想要坚持一件事情，推荐大家养成固定的作息习惯。

比如我们日常的早餐、午餐、晚餐以及睡觉、刷牙等事情，基本都可以有序进行。这一类习惯，我们通常都不会忘记。所以当我们把要做的事情融入日常习惯当中，即使是一件新的事情，也不会轻易忘掉。

比如：收拾整理，在每天睡觉之前进行；早饭过后要给花儿浇水。

这样全部安排妥帖，就不会忘记啦。一旦到了固定时间，我们自然就能生出干劲来了哟。

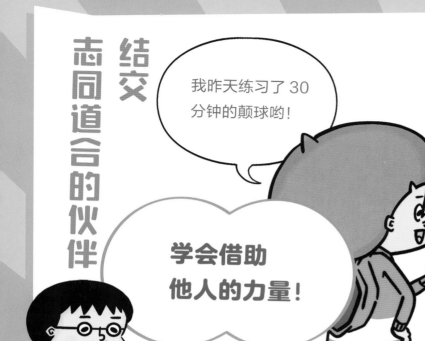

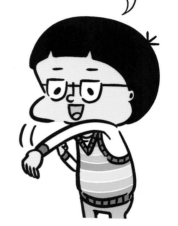

结交
志同道合的伙伴

我昨天练习了 30 分钟的颠球哟！

你真棒！我今天也和哥哥一起练习了投球呢！

学会借助他人的力量！

　　同样一件事情，比起独自完成，有时和他人共同合作更能使我们感到快乐。当我们一个人坚持不下去的时候，就可以去寻找和我们志同道合的伙伴，一起努力。这样就能获得一种新的体验，重新获得新鲜感。

　　如此一来，结交志同道合的朋友，就是我们开启干劲开关 E 的一个好方法。此外，伙伴间通过互相鼓励，又能给大脑带来奖励，于是干劲开关 R 也能被成功开启。

　　如果寻找和自己步调完全一致的伙伴比较困难，那么你也可以去结交正在努力做其他事情以及愿意和你分享每日收获的朋友。总之，每每想到对方正在努力，自己就会产生干劲了！

BER！

想象他人会为我们露出笑脸

　　如果我们所做的事情能够给其他人带来欢乐，想必我们自己也会感到十分愉快。有的时候，比起为了自己，许多人会更愿意为了他人而努力。

　　也就是说，当我们做的事情能够让自身以外的人获得快乐，这将会是一种崭新的体验。而且我们还可以体会到"自己对他人是有帮助的"的成就感。

　　当我们想象到他人为我们露出的笑脸时，就可以自然而然地开启干劲开关 E 和干劲开关 R。于是，干劲也就产生了。

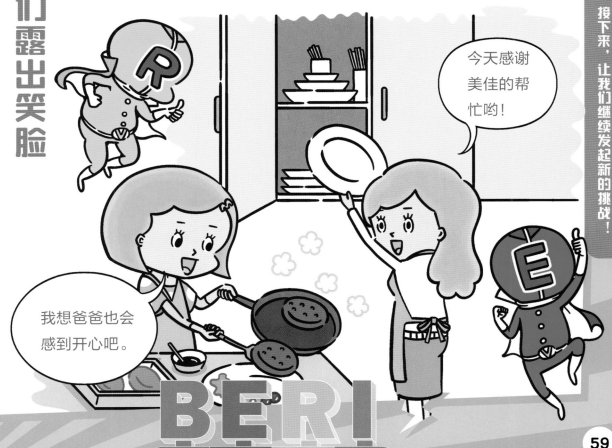

今天感谢美佳的帮忙哟！

我想爸爸也会感到开心吧。

赶快去寻找你的支持者吧

你身边有没有人能一直关注你的学习状态呢？当我们身边没有人监督的时候，就容易产生"等我能做得更好再开始吧"的想法，然后开始放纵自己，继而又不知不觉地陷入拖延。

所以我们需要找到自己的支持者来负责监督，同时也给予鼓励。而且，请务必尽快这样做哟！

因为他们能用话语鼓励我们："失败了也没关系啦，你才刚刚开始而已，做不好很正常呀。"更重要的是，他们陪在我们身边，我们可以获得新鲜的体验，从而又能开启干劲开关 E。

总之，这对干劲的产生具有重大的意义。所以，"找到支持你的人"是非常重要的事情。那让我们大家鼓起勇气，大胆挑战吧！

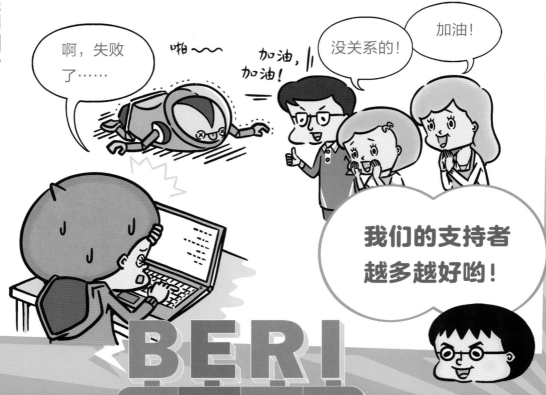

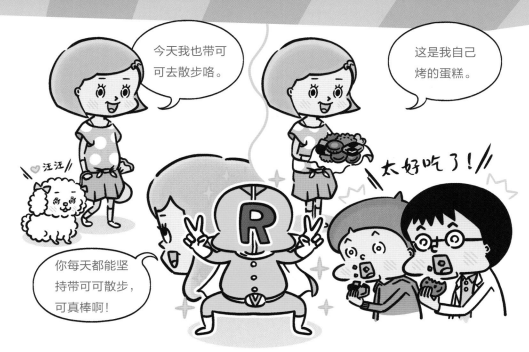

还要找到你的赞美者

当我们的努力被别人看见并受到他们的赞美时，我们的大脑就获得了一个极大的奖励，于是就能瞬间开启干劲开关 R。

因此我们需要找到自己的赞美者。

无论是家人、朋友，抑或是学校的老师，我们周围总有许多愿意赞美我们的人。或者，我们还可以事先拜托他们"请适时给予我赞美，这样能帮助我获得更多的干劲"。

这样，他们平时多多给予我们鼓励，而我们获得成功时，就立刻向他们分享好消息。于是他们又对我们不吝赞美。如此，我们的干劲就能源源不断地产生啦。

为了能将我们的行动长期坚持下去，事先设定好奖励是非常有效的方法。

提起奖励，我们往往会想到最终获得成功时能得到的东西。不过更为有效的方法是：在行动前先给自己制订一个十分具体的奖励计划。比如："等我坚持到这一天，就奖励自己一下。""当我做到这个部分，就再奖励自己一下。"如此一来，当我们获得一个奖励之后，就会有信念去继续挑战下一个阶段，也就能够顺利开启干

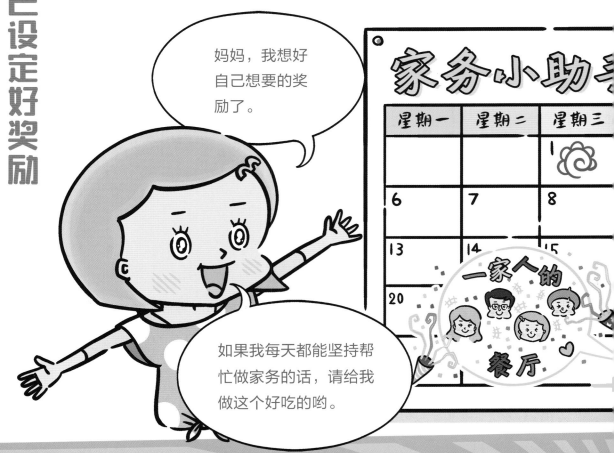

劲开关 R 了。

当我们在制订奖励计划时，一定要把奖励的具体内容一起想好。

制订奖励计划时，不要设置单次且巨大的奖励，而是要学会细水长流地慢慢奖励自己。这样才有利于我们能够长久地坚持下去。

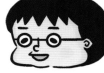

大家一起来构思奖励计划的细节吧！

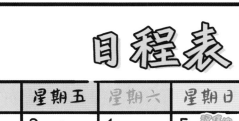

目程表

四	星期五	星期六	星期日
	3	4	5 汉堡肉
	10	11	12 蛋包饭
	17	18	19 比萨
	24	25	26 焗芝士

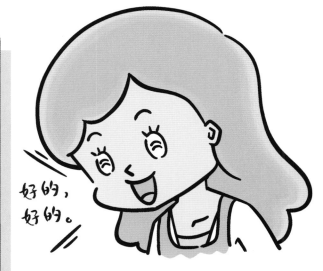

好的，好的。

把奖励计划贴在显眼的地方。

制订好的奖励计划，要把它张贴在显眼的地方。而且，如果奖品是美食，还可以选择张贴照片或是贴纸。这样每当我们看到这个生动形象的奖励计划的时候，就会兴奋起来。这种兴奋感其实也和我们的干劲息息相关。

BER！

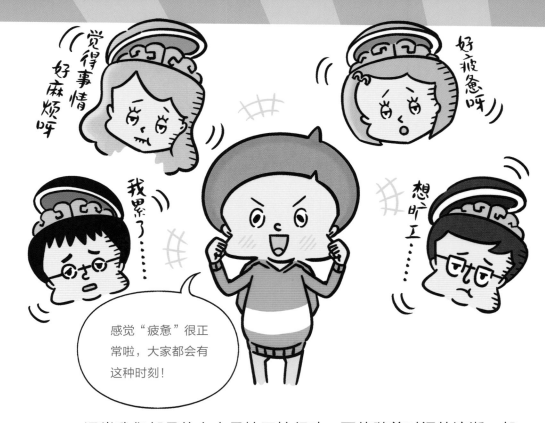

通常我们都是信心十足地开始行动，而伴随着时间的流逝，却会不知不觉地想要逃避，想要中途放弃。这都是因为我们的大脑具有"驯化"特质。

而能否事先了解并接受"偶尔感到厌倦，也是很正常的"，对我们的具体行动能否持续有着很大的影响。

因为如果我们不了解这个事实，每当自己产生想要逃避或放弃的念头时，就会忍不住责备自己。比如会觉得"我真是太没用了"等。这样一来，倒是有可能致使我们真的丧失再次挑战的勇气。

而我们如果事先对此有一定了解，当我们又产生逃避或放弃的情

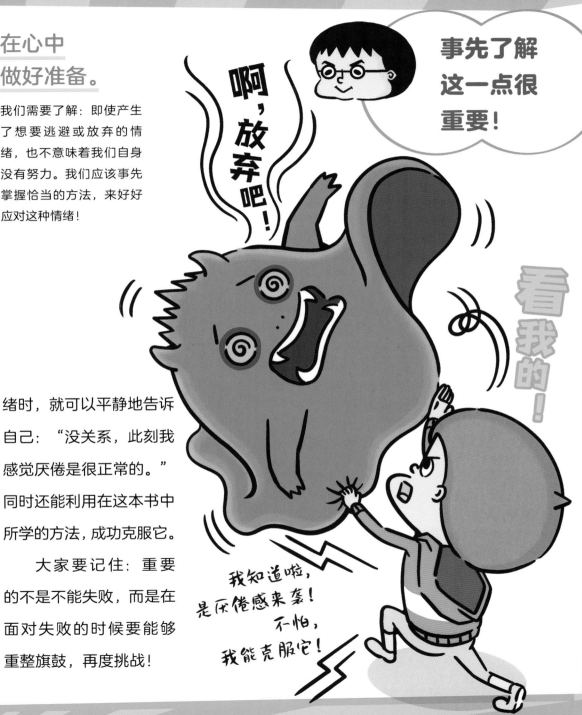

在心中
做好准备。

我们需要了解：即使产生了想要逃避或放弃的情绪，也不意味着我们自身没有努力。我们应该事先掌握恰当的方法，来好好应对这种情绪！

绪时，就可以平静地告诉自己："没关系，此刻我感觉厌倦是很正常的。"同时还能利用在这本书中所学的方法，成功克服它。

大家要记住：重要的不是不能失败，而是在面对失败的时候要能够重整旗鼓，再度挑战！

啊，放弃吧！

事先了解这一点很重要！

看我的！

我知道啦，是厌倦感来袭！不怕，我能克服它！

当我们遇到重大的挫折，或是看到朋友比自己优秀很多时，往往会丧失自信，而这种时刻就容易产生放弃的念头。

事实上，每当这种关头，我们有很好的办法可以使自己重新获得干劲，那就是告诉自己"勿忘初心"。

或许你会对此感到惊讶，但事实上，这确实能发挥很大的作用。

让我们一起来回想一下，当我们刚刚开始行动时，是怀着怎样的心情呢？

"我想要亲眼见到自己的偶像，我想要成为和偶像一样优秀的人！"

"初次尝试，我就感受到了巨大的欢乐，我一定会坚持下去的！"

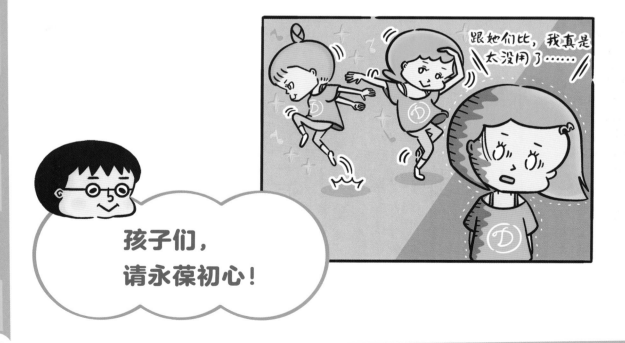

孩子们，请永葆初心！

就如同这样，我们每个人在开始行动时都怀揣着各式各样的"初心"。

也许此刻你正面对着巨大的困难，感到痛苦不已。

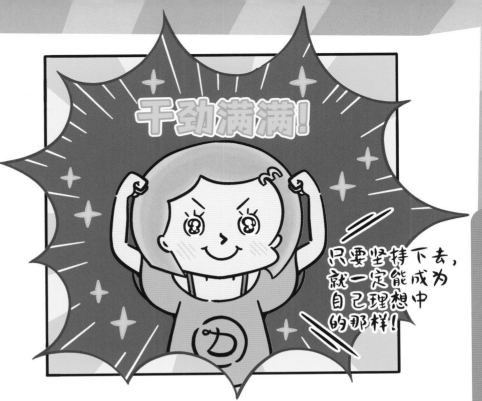

但越是这样，越是该唤起自己的初心，越是不能忘记自己最初干劲满满的样子。

就让我们一起唤醒自己的初心，整装出发吧！

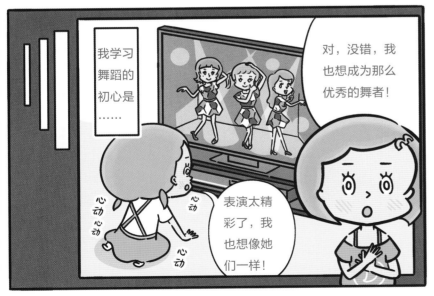

要重视自己内心的『欢喜』和『喜欢』

不管什么事，长期做下来都会觉得无聊、痛苦，甚至想放弃。而每当这种时刻，有一种能力可以使我们不失干劲，并且可以持续努力下去。心理学上，把它叫作"坚定力"。有的人这种能力比较强，有的人这种能力相对较弱。

通过对这两类人的调查对比，我们发现了以下事实："坚定力"较弱的人，他们努力的动机多是为了获得金钱、获得世界和平等。而"坚定力"较强的人，他们往往是在从事自己真心喜欢或者能让自己真正感觉欢喜的事。

所以，选择一件自己喜欢做的事情，坚定地坚持下去吧。

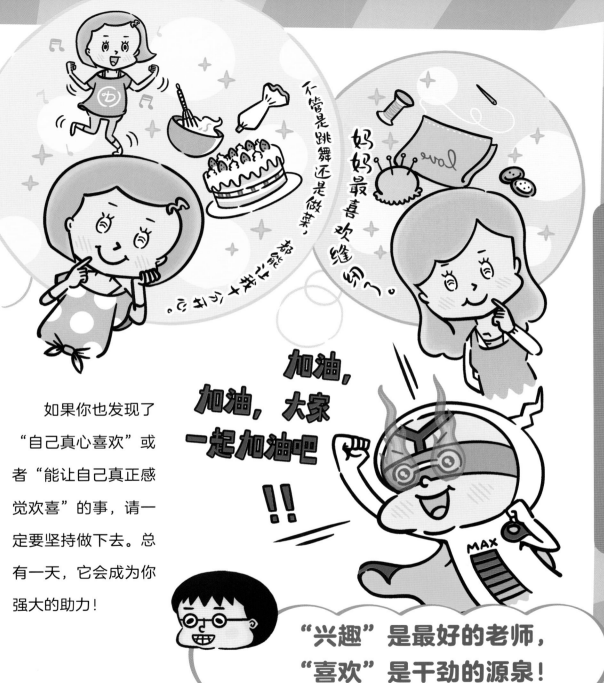

不管是跳舞还是做菜，都能让我十分开心～

妈妈最喜欢缝纫～

如果你也发现了"自己真心喜欢"或者"能让自己真正感觉欢喜"的事，请一定要坚持做下去。总有一天，它会成为你强大的助力！

加油，加油，大家一起加油吧！！

"兴趣"是最好的老师，"喜欢"是干劲的源泉！

69

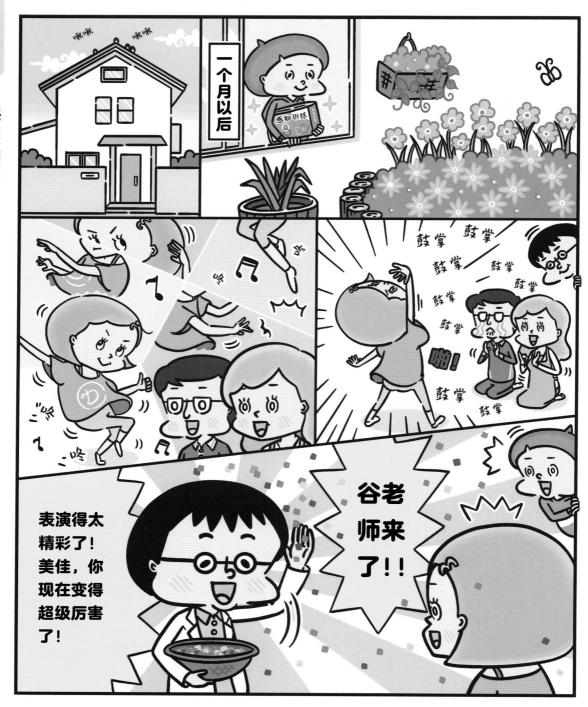

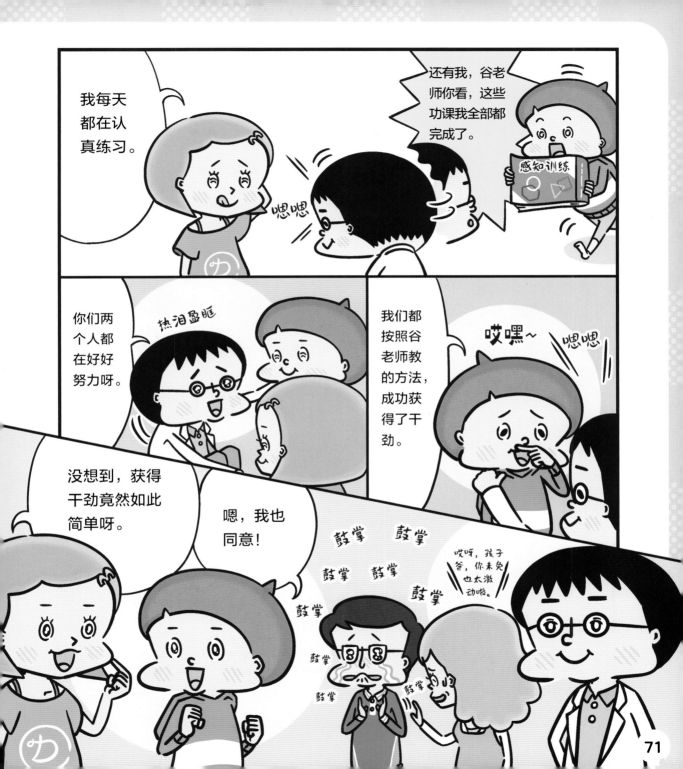

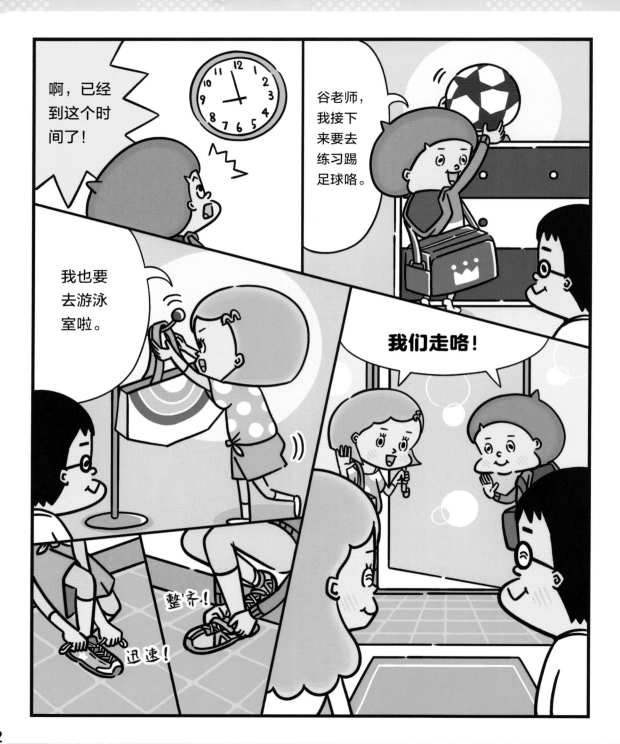

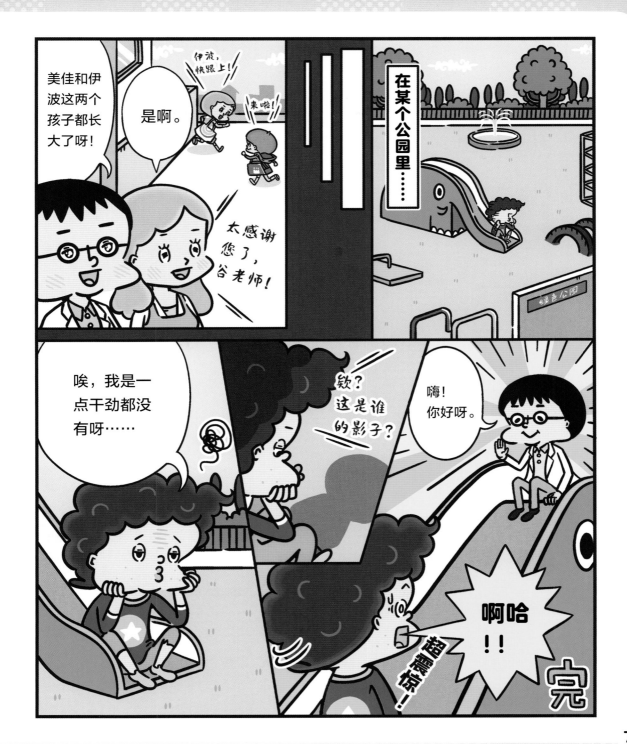

池谷裕二（IKEGAYA YUJI）

生于 1970 年。日本东京大学药学系教授、大脑研究专家。

于 1998 年取得日本东京大学研究生院药学研究科药学博士学位。研究方向为神经生理学，主要研究大脑健康相关课题。

自 2018 年起担任 ERATO 大脑 AI 结合项目的项目代表，目标为通过移植 AI 芯片至大脑来开拓新的智能领域；有《增强记忆力》《打造考试脑》等多部著作。

图书在版编目（CIP）数据

启动积极学习脑 /（日）池谷裕二监修；（日）小濑木勇绘；徐珂娜译 . -- 深圳：深圳出版社，2024.5

ISBN 978-7-5507-3947-5

Ⅰ . ①启 … Ⅱ . ①池 … ②小 … ③徐 … Ⅲ . ①大脑－普及读物 Ⅳ . ① R338.2-49

中国国家版本馆 CIP 数据核字（2023）第 249611 号

启动积极学习脑
QIDONG JIJI XUEXI NAO

出 品 人　聂雄前
责任编辑　何廷俊　陈少扬
责任技编　陈洁霞
责任校对　董治钥
装帧设计　度桥制本 Workshop

出版发行　深圳出版社
地　　址　深圳市彩田南路海天综合大厦（518033）
网　　址　www.htph.com.cn
订购电话　0755-83460239（邮购、团购）
排版制作　深圳市度桥制本设计有限公司
印　　刷　深圳市汇亿丰印刷科技有限公司
开　　本　787mm×1092mm　1/24
印　　张　3.5
字　　数　50 千
版　　次　2024 年 5 月第 1 版
印　　次　2024 年 5 月第 1 次
定　　价　48.00 元

版权登记号　图字：19-2023-298号
YARUKI NO NO TSUKURIKATA
OYAKO DE MANABO! NO NO SHIKUMI TO "YARUKI" UP JUTSU
Copyright © 2022 Nihontosho Center Co.Ltd
Chinese translation rights in simplified characters arranged with
NIHONTOSHO CENTER Co., LTD
through Japan UNI Agency, Inc., Tokyo